Pan Cetogénico

Libro de cocina simple y rápido, paso por paso para la dieta cetogénica baja en carbohidratos y sin gluten

Ramiro Stone

TABLA DE CONTENIDO

Pizza De Queso 1

Pizza Carnívora 3

Keto Suprema 6

La Hawaiana 8

Pan De Maíz K 12

Pan De Maíz Simple 14

Pan De Maíz Sabroso 16

Pan De Maíz Bajo En Carbohidratos 18

Pan Francés 20

Baguette Francesa Con Requesón 22

Pizza Sin Harinas Con Corteza De Queso 24

Pizza Keto Con Pepperoni 26

Pizza Keto Con Harina De Almendras Y Harina De Coco 29

Pizza Keto De Coliflor 34

Bagels De Pizza 36

Panecillos Tipo Pizza 37

Pizza En Microondas 41

Pizza En 43

Pizza De Coliflor Y Harina De Coco 45

Masa De Pizza De Harina De Coco 47

Mini Pizza Paleo 49

Focaccia De Ajo Y Hierbas 53

Pan Tipo Focaccia Con Harina De Coco 56

Waffles Sin Gluten 58

Waffles De Harina De Coco - Estilo Belga
.... 59

Waffles Sin Granos 60

Waffles De Chocolate Cetogénico 62

Panqueques De Harina De Coco 64

Panqueques De Calabaza - Harina De Almendras 66

Panqueques De Calabacín Rápidos Con Carbohidratos 68

Bagels 69

Bagels Con Masa Fathead Y Harina De Coco 71

Bagels De Pan Francés 73

Bagels De Harina De Coco Y Ajo 75

Bagels De Masa De Mozzarella 76

Bagel De Cebolla Baja En Carbohidratos 78

Biscochos 80

Biscochos De Tocino Y Queso Cheddar. 82

Biscochos Cheddar Bay 85

Biscochos Sueltos 87

Biscochos Escamosos 89

Biscochos Cetogénicos Sg - Bajos En Carbohidratos 93

Biscochos De Crema Agria 95

Biscochos De Calabacín Con Queso 97

Impresionantes Palitos De Pan Italianos 100

La Mejor Pizza De Harina De Almendras 103

Masa De Pizza De Coliflor 106

Masa De Pizza De Harina De Coco 108

Masa Para Pizza Cetogénica - Sin Huevo Y Sin Gluten................................ 110

Pizza Cetogénica De Bolsillo................ 112

Masa De Pizza De Coliflor Baja En Carbohidratos 114

Corteza De Pizza Para Estufa................ 115

Pasteles De Pizza................................... 118

Pizza De Queso

Ingredientes: *2 huevo; 2 cucharaditas de condimento italiano mediterráneo; 2 cucharaditas de ajo en polvo; 2 taza de mozzarella rallada (para la corteza); 2 taza de queso (para la cobertura); 2 taza de queso asiago; 2 taza de queso parmesano; 2 frasco de salsa marinara.*

Instrucciones

1. Precalentar el horno a 250°C (450 °F).
2. En un tazón separado, combine una taza de queso mozzarella, el ajo en polvo, el huevo y la albahaca en un tazón.

3. Engrases una placa de cocción para pasteles con spray antiadherente para cocinar, luego vierta y esparza esta mezcla por el fondo del plato; está bien si algunas de las mezclas se ponen de lado.

4. Colocar en el horno y hornear durante 25 minutos.

5. Retirar la pizza del horno, luego extienda la salsa a continuación.

6. Agregues más ajo, condimento italiano y albahaca.

7. Cubrir con los ingredientes restantes, luego vuelva a colocar todo en el horno y hornear por 25 minutos adicionales.

8. ¡Dejar reposar unos minutos después de sacarlo del horno y disfrutar!

9. Esta corteza hace excelentes sobras, así que simplemente envuelva y

guarde todo lo que tenga en el refrigerador, y vuelva a calentar en el microondas cuando tenga ganas de más pizza.

Pizza Carnívora

Ingredientes: *2 huevo; 2 cucharaditas de condimento italiano; 2 cucharaditas de ajo en polvo; 2 ¾ taza de mozzarella rallada (para la corteza); 2 taza de mozzarella (para la cobertura); 2 paquete de pepperoni; 2 paquete de tocino canadiense; 2 paquete de trocitos de tocino; 2 frasco de salsa marinara.*

Instrucciones

1. Precalentar el horno a 250°C (450 °F).

2. En un tazón separado, combinar 2 taza de queso mozzarella, el ajo en polvo, el huevo y la albahaca en un tazón.

3. Engrasar la placa de cocción para pasteles con spray antiadherente para cocinar, luego vierta y esparza esta mezcla por el fondo del plato; está bien si algunas de las mezclas se ponen de lado.

4. Colocar en el horno y hornear durante 25 minutos.

5. Retirar la pizza del horno, luego extienda la salsa a continuación.

6. Agregues más ajo, condimento italiano y albahaca.

7. Cubrir con los ingredientes restantes, luego vuelva a colocar todo en el horno y hornear por 25 minutos adicionales. ¡Dejar reposar unos minutos después de sacarlo del horno y disfrutar!

8. Esta corteza hace excelentes sobras, así que simplemente envuelva y guarde todo lo que tenga en el refrigerador, y vuelva a calentar en el microondas cuando tenga ganas de más pizza.

Keto Suprema

Ingredientes: *2 huevo; 2 frasco de salsa marinara; 2 cucharaditas de condimento italiano; 2 cucharaditas de ajo en polvo; 2 taza de queso mozzarella rallado (para la corteza); 2 taza de queso mozzarella (para la cobertura); 2 paquete de pepperoni; 2 lata pequeña de aceitunas; 1 pimiento verde, finamente picado*

Instrucciones

1. Precalentar el horno a 250°C (450 °F).

2. En un tazón separado, combine el queso mozzarella de 4 taza, el ajo en polvo, el huevo y la albahaca en un tazón. Engrasar una placa de cocción para pasteles con spray antiadherente para cocinar, luego

vierta y esparza esta mezcla por el fondo del plato; está bien si algunas de las mezclas se ponen de lado.

3. Colocar en el horno y hornear durante 25 minutos.

4. Retirar la pizza del horno, luego extienda la salsa a continuación.

5. Agregues más ajo, condimento italiano y albahaca.

6. Cubrir con los ingredientes restantes, luego vuelva a colocar todo en el horno y hornear por 25 minutos adicionales. ¡Dejar reposar unos minutos después de sacarlo del horno y disfrutar!

7. Esta corteza hace excelentes sobras, así que simplemente envuelva y guarde todo lo que tenga en el

refrigerador, y vuelva a calentar en el microondas cuando tenga ganas de más pizza.

La Hawaiana

Ingredientes: 2 huevo; 2 cucharaditas de condimento italiano; 2 cucharaditas de ajo en polvo; 2 taza de queso mozzarella rallado (para la corteza); 2 taza de queso mozzarella (para la cobertura); 2 taza de queso asiago; 2 taza de anillos de piña; 2 frasco de salsa marinara; 2 paquete de tocino canadiense.

Instrucciones
1. Precalentar el horno a 250°C (450 °F).

2. En un tazón separado, combine el queso mozzarella de 4 taza, el ajo en polvo, el huevo y la albahaca en un tazón. Engrasar una placa de cocción para pasteles con spray antiadherente para cocinar, luego vierta y esparza esta mezcla por el fondo del plato; está bien si algunas de las mezclas se ponen de lado.

3. Colocar en el horno y hornear durante 25 minutos.

4. Retirar la pizza del horno, luego extienda la salsa a continuación.

5. Agregues más ajo, condimento italiano y albahaca.

6. Cubrir con los ingredientes restantes, luego vuelva a colocar todo en el

horno y hornear por 25 minutos adicionales.

7. ¡Dejar reposar unos minutos después de sacarlo del horno y disfrutar!

8. Esta corteza hace excelentes sobras, así que simplemente envuelva y guarde todo lo que tenga en el refrigerador, y vuelva a calentar en el microondas cuando tenga ganas de más pizza.

Pan De Maíz K

Ingredientes: *1/2 de taza de mantequilla derretida; 1 taza de crema espesa; 4 huevos grandes; 1 cucharadita de bicarbonato de sodio; 2 cucharadita de sal; 1/2 taza de harina de coco; 1 taza de harina de almendras*

Rellenos opcionales: *1 taza de queso cheddar rallado; 4 rebanadas de tocino, cocidas y desmenuzadas; 2 jalapeños, en rodajas finas*

Instrucciones

1. Precalientar el horno a 2 64 °C (4 26 °F).

2. Mezcles todos los ingredientes aparte de los jalapeños en un tazón mediano

(simplemente omitas los rellenos si no desea usarlos).

3. Viertes la masa en una sartén de hierro fundido de 25 pulgadas bien engrasada y luego cubrir con los jalapeños. Hornear durante unos 35 a 40 minutos y luego dejas que el pan se enfríe durante 6 minutos antes de cortar.

4. Puedes almacenar el pan hasta 4 días a temperatura ambiente.

Pan De Maíz Simple

Ingredientes: *2 cucharadita de sal marina; 4 cucharadas de edulcorante Swerve; 1 taza de mantequilla derretida más 2 cucharada para engrasar la sartén; 2 taza de crema agria; 4 cucharadas de crema batida espesa; 4 huevos batidos; 2 cucharaditas de levadura en polvo; 2 tazas de harina de almendras.*

Instrucciones

1. Precalientar el horno a 2 10 0°C (4 8 6 °F).

2. Combines el polvo de hornear, la sal y la harina de almendras en un tazón mediano y luego reserve.

3. Combines los huevos, la crema agria y la crema espesa en un tazón mediano hasta que estén completamente combinados.

4. Viertes el ingrediente húmedo en los ingredientes secos y revuelvas suavemente hasta que esté completamente incorporado, luego agregues la mantequilla derretida y revuelvas hasta que se mezcle.

5. En un hierro fundido precalentado, agregues una cucharadita de mantequilla y luego agregues la masa. Hornear durante 45 a 50 minutos y servir tibio o caliente a temperatura ambiente.

Pan De Maíz Sabroso

***Ingredientes:** 4 huevos; ⅓ cucharadita de sal; 2 cucharadita de levadura en polvo; 4 cucharadas de mantequilla derretida; ¾ taza de queso cheddar, rallado; 4 tazas de harina de almendras.*

Instrucciones

1. Precalientar el horno a 204°C (400°F).

2. Si cocina con una sartén de hierro fundido, colóquelas en el horno mientras se calienta y retírelas una vez que el horno alcance los 204°C

3. En un tazón grande, combines todos los ingredientes secos.

4. Agregues los ingredientes húmedos y bata hasta que se combinen. No te preocupes si la masa está grumosa

5. Viertes la masa sobre los moldes para muffins preparados o la sartén de hierro caliente

6. Hornear hasta que estén doradas por 25 a 35 minutos.

7. Almacenar hasta por una semana en un recipiente hermético

Pan De Maíz Bajo En Carbohidratos

Ingredientes: *1/2 cucharadita de bicarbonato de sodio; 4 cucharaditas de sal; 2 cucharadas de edulcorante de monkfruit; 1 taza de harina de coco; 4 huevos grandes; ⅓ taza de crema espesa; 6 cucharadas de mantequilla derretida*

Instrucciones

1. Precalientar el horno a 290°C (4 6 0°F).

2. Rociar una fuente para hornear de 8 por 8 o una sartén de hierro fundido de 25 pulgadas con spray antiadherente para cocinar

3. En un tazón mezcles los huevos, la crema y la mantequilla derretida hasta que estén completamente combinados.

4. Agregues el bicarbonato de sodio, la sal, el edulcorante y la harina de coco y revolver para combinar

5. Viertas la mezcla sobre el plato preparado anteriormente y hornear hasta que un palillo salga limpio y los bordes estén dorados Baguette

Pan Francés

Ingredientes:

2 cucharadas de semillas de sésamo (opcional)
2 cucharaditas de levadura en polvo
1/8 cucharadita de comino (molida)
1/8 cucharadita cardamomo (molido)
6 huevos
2 Onzas de harina de almendras
4 oz mantequilla derretida
6 oz queso crema
2 cucharadas de cáscara de Psyllium (en polvo)
2 cucharadas de harina de coco

Instrucciones:

1. En un tazón limpio, bata el huevo con el queso crema y mantequilla hasta que se suavice.

2. Añadir los ingredientes restantes y mezclar bien.
3. Dejar reposar durante 25 minutos.
4. Precaliente su horno a 450 º F (250º C).
5. Formar 6 baguettes y hacer cortes diagonales en la parte superior.
6. Alinee su bandeja de hornear con pergamino y coloque los baguettes encima. Rocíe semillas de sésamo en las baguettes.
7. Colocar las baguettes en el horno y después de diez minutos bajar la temperatura a 4 6 0º F.
8. Hornee durante 45 minutos. Estará listo cuando la parte superior del pan tome un color dorado.
9. Retire y deje que se enfríe.

Baguette Francesa Con Requesón

Ingredientes:

280g de queso crema
1/2 taza de agua
2 huevos
Sal al gusto
280g de semillas de girasol
25g levadura fresca
250g queso cottage o requesón (al final el libro está la receta sin lácteos del requesón)

Instrucciones:

1. Use una licuadora para moler las semillas de girasol formando una harina.
2. En un tazón, ponga 1/2 de la cantidad de semillas molidas y levadura en pedazos.
3. Deja actuar durante 25 minutos.

4. Asegúrese de que el queso cottage está completamente libre de agua.
5. Incluir todos los ingredientes restantes en el recipiente y mezclar minuciosamente.
6. Precalienta tu horno a 4 6 0º F (290º C)y cubra la bandeja de hornear con papel de pergamino.
7. Amasar 2 baguetes largos o 4 pequeños y colocarlos en la bandeja de hornear.
8. Hornee durante 50 minutos.
9. Al terminar, sacar del horno y dejar enfriar.

Pizza Sin Harinas Con Corteza De Queso

Ingredientes:

4 huevos
4 onzas de queso mozzarella

Ingredientes (para la salsa)
Cebolla roja
Salsa de tomate
Pesto
Mozzarella rallado
Pollo cocinado y en cubos

Instrucciones:

1. Precalentar el horno a 450º F (204º C)y cubra una bandeja de hornear con papel de aluminio o una estera de silicona.
2. Combine los huevos batidos y el queso rallado en un tazón y mezcle hasta que este suave.

3. Verter la mezcla en un molde para hornear mezclando uniformemente con una espátula.
4. Hornear durante unos 25-35 minutos hasta que se dore ligeramente y luego quitar la corteza de la pizza.
5. Cubra con la salsa de tomate, el pollo, la cebolla, la salsa pesto y por último el queso mozzarella.
6. Hornee de nuevo durante unos 25 minutos hasta que el queso se derrita.

Pizza Keto Con Pepperoni

Ingredientes:

Ingredientes (base de pizza)
2 Tazas De Queso Mozzarella
4 cucharaditas de polvo de hornear
4 Onzas De Queso Crema
2 huevos grandes
¾ Taza de Harina de Almendras
2 Cucharadas De Condimento Italiano, especies italianas
4 Cucharadas de queso parmesano rallado

(Ingredientes de la Salsa)
1 Taza de salsa Marinara
Pepperoni
4 de Taza de queso Mozzarella

Instrucciones:

1. Cómo preparar (base de la Pizza)
2. Combine 2 Tazas de Queso Mozzarella y 4 Onzas de queso crema en un microondas hasta que se derritan.
3. Retire del Microondas y revuelva. Si no se derrite por completo regresa la mezcla al Microondas y vuelve a calentar.
4. En un tazón pequeño mezclar la harina de almendras, el polvo de hornear, condimento italiano, queso parmesano y huevos.
5. Combine los ingredientes del tazón más pequeño en el más grande y mezclar bien.
6. Vierte el resto de la Mozzarella en la parte superior y mezclar bien.
7. Haga una bola con la masa.
8. Coloque una papel de plástico sobre la mesa espolvoree ligeramente con Queso parmesano.

9. Coloque la masa sobre este papel y hacer rodar bola para que se impregne del queso parmesano.
10. Coloque la masa en el refrigerador durante unos 25 minutos para que se endurezca un poco.
11. Precalentar el horno a 450 º F (250º C).
12. Retire la masa de la nevera.
13. Extender uniformemente la masa sobre una bandeja engrasada.
14. Hornear durante unos 35 minutos o hasta que se Dore por todas partes.
15. Retirar del horno inmediatamente para que enfríe un poco.

(Salsa para Pizza)

1. Vierta 1 taza de salsa Marinara Sobre la pizza, dejando la parte exterior de 2 pulgada de la corteza seca.
2. Espolvorear el Queso Mozzarella en la parte superior de la Salsa Marinara.
3. Añade Pepperoni.

4. Hornear a 450 ° F (250° C) durante unos 25 minutos hasta que el queso empiece a burbujear. Saque la pizza y disfrute

Pizza Keto Con Harina De Almendras Y Harina De Coco

Ingredientes:

4 onzas de queso mozzarella rallado
2 onzas de queso crema
2 taza de harina de almendras finamente molidas
1/2 cucharadita de sal
2 cucharadas de harina de coco
2 cucharaditas de polvo de hornear
2 huevos

Instrucciones:

1. Coloque una piedra para pizza o una bandeja para hornear a precalentar a 4 6 0° F (290° C).
2. Combinar el queso mozzarella y el queso crema en un envase en el microondas y caliente a intervalos de 45 segundos hasta que están bien derretidos y tengan una consistencia pegajosa.
3. Añadir la harina de almendras, la harina de coco y el polvo de hornear a la crema de queso fundido y queso mozzarella y revuelva.
4. Si la masa es demasiado firme, colocar en el Microondas durante unos 35 segundos hasta que se ablande.
5. Retire el tazón del Microondas y agregue los huevos a la masa y mezclar.
6. Presione la masa de nuevo hasta que sea uniforme en color y textura.

7. Enharine un de trozo de papel de pergamino ligeramente con harina de almendras.
8. Colocar la masa sobre el pergamino y amasar hasta que quede suave y dele la forma deseada de pizza y que no quede tan gruesa.
9. Perforar toda la masa con un tenedor para evitar que se infle demasiado en el horno.
10. Colocar la masa aun con el papel de pergamino, en la parte superior de la piedra para pizza o Plancha para hornear en el horno precalentado y hornear durante 6 a 8 minutos o hasta que la masa se cocine solo un poco.
11. Retire la corteza del horno.
12. Agregue los ingredientes de su elección a su pizza.
13. Regrese la pizza al horno durante unos 25 minutos y Hornee hasta que los bordes se Doren y el queso de arriba se derrita.

14. <u>Nota</u>: la harina de Almendras puede ser sustituida con harina de coco.

Pizza Keto De Coliflor

Ingredientes:

1/2 cucharadita de sal
1 cucharadita de ajo en polvo
1 cucharadita de albahaca o Romero picado
1 cucharadita de orégano picado
2 taza de salsa marinara
2-4 tazas de queso mozzarella
2 huevo
2 cabeza mediana de coliflor (2 a 4 tazas procesado)
1/2 taza de queso parmesano rallado
1/2 de taza de queso mozzarella

Instrucciones:

1. Precaliente el horno a 6 00º F (260º C).
2. Coloque la coliflor en un procesador de alimentos y pulse sobre ella hasta que se parezca al arroz.

3. Coloque la coliflor en un recipiente seguro para Microondas y caliéntelo descubierto durante 5-10 minutos.
4. Retírelo del Microondas y déjelo enfriar al menos 5-10 minutos.
5. Después de enfriar, vierta la coliflor en una toalla de cocina y exprimir todo el líquido fuera de él.
6. Agregue huevo, ajo, queso y condimentos a la coliflor y amasar y estirar.
7. Untar ligeramente un pedazo de papel y colocarlo en una bandeja para pizza.
8. Extender la masa sobre el papel de pergamino en la bandeja para pizza.
9. Hornee la corteza durante aproximadamente 25-35 minutos.
10. Una vez que la corteza esté dorada y crujiente, quítela del horno.
11. Agregue los ingredientes de su elección.
12. Coloque la pizza de nuevo en el horno y Hornee durante 5-10 minutos hasta que el queso se derrita.

Bagels De Pizza

Ingredientes:

1 taza de salsa para pizza
4 panecillos (bagels), cortados en dos partes
4 tazas de mozzarella rallada o queso Cheddar (6 oz)
Rodajas de pepperoni, pimiento picado, champiñones en rodajas o salchicha cocida, o lo que desees colocar como cobertura

Instrucciones:

1. Caliente el horno a 450 °F (250° C). Extienda 2 cucharada de salsa de pizza sobre cada la mitad del Bagel.

2. Espolvoree cada uno con queso y la cobertura deseada.
3. Coloque los bagels con la cobertura para pizza y el queso en una bandeja para galletas sin engrasar.
4. Hornee de 25 a 35 minutos o hasta que el queso se derrita.

Panecillos Tipo Pizza

Ingredientes:

2 Onzas de queso crema
1 taza de queso Parmesano rallado
2 cucharadita de condimento de Romero
1 taza de Cheddar suave rallado o un queso o su elección
1 taza de mini rodajas de pepperoni
4 tazas de queso mozzarella rallado

4 huevos batidos
4 taza de harina de almendras
2 cucharadita de polvo de hornear

Instrucciones:

1. Combine la harina de almendras con el polvo de hornear hasta que estén completamente mezclados.
2. Derretir el queso Mozzarella y el queso crema durante 2 minuto en el Microondas.
3. Una vez que el queso se haya derretido, añadir la mezcla de harina y los huevos y amasa hasta que se forme una bola pegajosa. Siempre uso una estera de silicona en la encimera para hacer este paso.
4. Una vez que la masa se ha unido y todos los ingredientes estén totalmente mezclados, espolvorear la parte superior de la masa con una pequeña cantidad de queso parmesano. Esto ayudará a que la masa no se vuelva pegajosa. Dar vuelta a la masa y espolvorea una pequeña cantidad en la parte de atrás de la masa también.

5. Formar la masa en una bola y cortarla por la mitad. Seguir cortando el masa hasta obtener alrededor de 2 6 piezas de cada lado, un total de 4 2 piezas (más o menos).
6. Espolvorear cada bola de masa nuevamente con queso parmesano mezclado con una cucharadita de Condimento de Romero. Este es el secreto para que la masa no se pegue además tiene un sabor muy delicioso.
7. Rocíe una bandeja con aerosol antiadherente.
8. Coloque la primera capa de 2 6 bolas de masa en una bandeja para pan.
9. A continuación, añadir una capa de tiras de queso, mini rodajas de pepperoni, y jalapeño si lo desea.
10. Añadir la siguiente capa de 2 6 bolas de masa arriba de la primera capa.
11. Encima de la Última capa agregar el resto del queso rallado, mini rebanadas de pepperoni y jalapeños.

12. Hornear a 480 grados F (290° C) durante 35 minutos o hasta que se Doren. Puede tomar un poco más de tiempo si tu molde es más grueso.

Pizza En Microondas

Ingredientes:

1/9 de cucharadita. Polvo de hornear
1/9 de cucharadita. Condimento italiano
2 cucharadita queso parmesano rallado
2 cucharadita queso mozzarella rallado
2 cucharadita salsa de tomate bajo en azúcar (opcional)
6-8 rueditas de mini pepperoni
2 cucharadita. Mantequilla sin sal derretida
2 huevo grande
2 cucharadita. La leche de almendras

2 cucharadita. Harina de almendra superfina

2 cucharadita. Harina de coco (no sustituir con harina de almendras)

Instrucciones:

1. En una taza grande y ancha (cerca de 4 pulgadas de ancho) apta para microondas, agregue la mantequilla, el huevo, la leche, la harina de almendras, la harina de coco, la levadura en polvo.
2. Batir hasta que la masa esté suave. Revuelva con el condimento italiano y queso parmesano.
3. Cocinar en el Microondas a plena potencia durante unos 10 0 segundos, o hasta que el pan esté cocido.
4. Extender la salsa de tomate (si se usa) sobre la superficie del pan. Esparcir queso mozzarella sobre la salsa. Coloque los mini pepperoni en la parte superior del queso. Cocine durante 45

segundos adicionales o hasta que el queso se derrita. Disfrute mientras todavía está caliente.

Pizza En

Ingredientes:

Base de la pizza
1 cucharadita de especies italianas o sazonador italiano
Sal a gusto
2 cucharaditas de aceite o ghee
2 huevos grandes
2 cucharaditas de queso parmesano
2 cucharadita de polvo de Psyllium

Topping:
2 cucharadita de orégano fresco
2 .6 onza de queso mozzarella

4 cucharaditas de salsa de tomate

Instrucciones:

1. En un Bowl mezcle todos los ingredientes de la base para la pizza y reserve.
2. En un sartén caliente agregue la cucharadita de aceite o ghee para freír y vierta la mezcla de la pizza.
3. Cuando los extremos estén dorados voltee la mezcla para que se cocine por el otro lado.
4. Retire de la hornilla y encienda el horno.
5. Agregue a la base de la pizza la salsa de tomate, el queso y el orégano fresco y hornee hasta que el queso le salgan burbujas.

Pizza De Coliflor Y Harina De Coco

Ingredientes:

2 tazas de coliflor rallada
4 huevos
2 cucharada de polvo de cáscara de Psyllium
Ingredientes adicionales: salmón ahumado, aguacate, hierbas, espinacas, aceite de oliva
2 cucharadas de harina de coco
1 cucharadita de sal

Instrucciones:

1. Precaliente el horno a 4 6 0° F (290° C). Forre una bandeja para pizza o una bandeja con pergamino.

2. En un tazón, agregue todos los ingredientes excepto los ingredientes adicionales y mezcle hasta que se combinen. Ponga a un lado durante 10 minutos para permitir que la harina de coco y la cáscara de Psyllium absorban el líquido y se espesen.
3. Con cuidado, vierta la base de pizza de desayuno en la sartén.
4. Usa tus manos para moldearlo en una masa redonda y uniforme de pizza.
5. Hornee por 35 minutos, o hasta que estén doradas y completamente cocidas.
6. Retire del horno y cubra la pizza del desayuno con los ingredientes adicionales. Servir tibio.

Masa De Pizza De Harina De Coco

Ingredientes:

2 cucharadita de vinagre de manzana
1 cucharadita de bicarbonato de sodio
4 huevos
2 taza de agua hirviendo
4 /4 de taza de harina de coco
4 cucharadas de polvo de cáscara de Psyllium
2 cucharadita de ajo en polvo
1 cucharadita de sal

Instrucciones:

1. Precaliente el horno a 4 6 0° F (290° C).
2. Mezcle la harina de coco con la cáscara de Psyllium en polvo, el ajo en polvo y la sal hasta que esté completamente incorporado.

3. Agregue vinagre de manzana, bicarbonato de sodio y huevos. Mezclar todo junto.
4. Mezcle agua hirviendo y revuelva hasta incorporar. Si la masa es demasiado pegajosa, agregue más harina de coco hasta que tenga la consistencia deseada. Sin embargo, la masa naturalmente será un poco pegajosa, por lo que es posible que desee usar los dedos húmedos para extender la masa.
5. Extienda la masa en una bandeja para hornear hasta el grosor deseado. Me gusta que la mía sea bastante delgada, por lo que mi masa generalmente cubre toda la bandeja para hornear.
6. Coloque en un horno precalentado durante 2 6 -25 minutos, o hasta que los bordes comiencen a dorarse.
7. Cubra con salsa, queso y los ingredientes deseados y vuelva a colocar en el horno hasta que el queso se derrita.

Mini Pizza Paleo

Ingredientes:

1/2 taza de harina de coco tamizada
1 cucharadita de polvo de hornear
Especias de elección sal, pimienta, especias italianas
Harina de coco extra hecha polvo para espolvorear
8 claras de huevo grandes para bases más gruesas, use 6 huevos enteros y 4 claras de huevo

<u>Si vas a usar harina de almendras en vez de harina de coco estos son los ingredientes:</u>
8 claras de huevo grandes
1 taza de harina de almendras
1 cucharadita de polvo de hornear

Especias de elección sal, pimienta, especias italianas

Para la salsa de pizza
1/2 cucharadita de sal marina
2 cucharadita de albahaca seca
1 taza de salsa de tomate
2 dientes de ajo machacados

Instrucciones:

1. Para hacer las bases de pizza / costras
2. En un tazón grande, bata los huevos / claras de huevo hasta que estén opacos. Tamizar la harina de coco o la harina de almendras y batir muy bien hasta que se eliminen los grumos. Agregue el polvo de hornear, las especias mezcladas y continúe batiendo hasta que esté completamente combinado.
3. A fuego lento, caliente una sartén pequeña y engrase ligeramente.
4. Una vez que la sartén esté caliente, vierta la masa en la sartén y asegúrese de que esté completamente cubierta.

Cubra la sartén con una tapa / bandeja durante 4 -4 minutos o hasta que las burbujas comiencen a aparecer en la parte superior. Voltee, cocine por 2 minutos adicionales y retírelo de la sartén. Observe esto, ya que puede quemarse bastante rápido.
5. Continúe hasta que toda la masa se agote.
6. Deje enfriar las bases de pizza. Una vez frío, use un pincho y haga agujeros en la parte superior, para cocinar de manera uniforme. Espolvorear muy ligeramente con una pizca de harina de coco.
7. <u>Para hacer la salsa</u>
8. Combine todos los ingredientes y deje reposar a temperatura ambiente durante al menos 45 minutos. Esto se espesa.
9. <u>Notas</u>
10. Para obtener una base de pizza crujiente, hornee en el horno durante 4 - 4 minutos antes de agregar sus ingredientes. Si desea congelarlos, deje

que las bases de la pizza se enfríen por completo antes de cubrirlas con una pizca de harina de coco y una fina capa de salsa para pizza. Asegúrese de que cada base de pizza esté dividida con papel pergamino antes de colocarla en el congelador.

Focaccia De Ajo Y Hierbas

Ingredientes:

2 cucharadita de sal gruesa
1 cucharadita de bicarbonato de sodio
1 cucharadita de polvo para hornear
2 taza de harina de almendras
1/2 taza de harina de coco
1 cucharadita de goma de xantano
2 cucharadita de ajo en polvo

Ingredientes húmedos

2 cucharada de jugo de limón

2 cucharaditas de aceite de oliva + 2 cucharadas de aceite de oliva para rociar

2 huevos

Para cubrir la pizza al final

Condimentos italianos

Sal gruesa

Albahaca fresca

Instrucciones:

1. Caliente el horno a 4 6 0° F (290° C)y forre una bandeja para hornear o un molde redondo de 8 pulgadas con pergamino.
2. Batir los ingredientes secos asegurándose de que no queden grumos.
3. Batir el huevo, el jugo de limón y el aceite hasta combinarlos.
4. Mezcle los ingredientes húmedos y los secos trabajándolos rápidamente, y

coloque la masa en su sartén inmediatamente.

5. <u>Nota</u>: Asegúrate de no mezclar lo húmedo y lo seco hasta que estés listo para poner el pan en el horno porque la reacción de levadura comienza una vez que se mezcla.
6. Alise la parte superior y los bordes con una espátula sumergida en agua (o las manos) y luego use el dedo para formar hoyuelos en la masa. ¡No tengas miedo de profundizar en los hoyuelos! Nuevamente, un poco de agua evita que se pegue.
7. Hornee cubierto por unos 25 minutos. Rocíe con aceite de oliva hornee por 25-35 minutos adicionales destapando para dorar suavemente.
8. Cubra con más sal gruesa, aceite de oliva (opcional), una pizca de condimento italiano y albahaca fresca. ¡Deje enfriar completamente antes de cortar para obtener una textura óptima!

Pan Tipo Focaccia Con Harina De Coco

Ingredientes:

2 cucharadita de sal
6 cucharadas de cáscara de Psyllium
26 0 ml de agua caliente
6 .4 Onzas (6 0g) de harina de coco
6 huevos
2 cucharaditas de levadura en polvo

Instrucciones:

1. Usando un tazón ponga la harina de coco.
2. Añadir la cáscara de Psyllium, el polvo de hornear, sal y mezclar el contenido.

3. Agregue los huevos en el Bowl y mezcle.
4. El contenido en este punto será menos viable pero no te preocupes por ello.
5. Añadir el agua caliente y trabajar la mezcla a fondo con una cuchara.
6. Alinee su bandeja de horno con papel para hornear.
7. Colocar la masa en forma de Focaccia y hacer cortes laterales en la masa.
8. Añadir las aceitunas en la parte superior. Espolvorear un poco de Romero y sal.
9. Por 45 min, hornéalo en 290 grados centígrados.
10. Se pondrá esponjoso y crecerá.
11. Así es como sabrás que está listo.
12. Puede servirlo con mantequilla o usar tomates, aguacates, etc. cuando está fresco.

Waffles Sin Gluten

Ingredientes necesarios:

- Polvo de hornear (2 .6 cucharaditas)
- Crema espesa (2 taza + un poco de agua)
- Aceite (2 cucharadas)
- Huevos (4 • Harina de almendras tamizada (2 taza + 2 más según sea necesario)
- Sal (0.35 cucharaditas)
)

Pasos para la preparación

1. Tamice o bata la harina con la sal, el polvo de hornear y la goma de xantano.
2. Vierta el aceite y los huevos. Batir hasta que quede mezclado.

Waffles De Harina De Coco - Estilo Belga

Ingredientes necesarios:

- Sal (0.6 cucharaditas)
- Polvo de hornear (0.6 cucharaditas)
- Harina de coco (0.4 4 taza)
- Mantequilla derretida o ghee (4 cucharadas)
- Huevos (6)

Pasos para la preparación

1. En una licuadora, mezcle la mantequilla y los huevos hasta que se incorporen.
2. Vierta la sal, la Stevia y el polvo de hornear.
3. Mezcla para combinar.
4. Vierte la harina y deja reposar para espesar (6 min.)

5. Vierta pequeñas cantidades de agua según sea necesario para diluir la masa.
6. Prepare en la waflera y sirva.

Waffles Sin Granos

Ingredientes secos:

- Harina de coco (2 cucharadas)
- Polvo de hornear (0.6 cucharaditas)
- Goma de xantano (0.35 cdta.)
- Harina de almendras (4 cucharadas)
- Edulcorante granulado bajo en carbohidratos (2 cucharadas)
- Bicarbonato de sodio (0.35 cucharaditas)

Ingredientes Húmedos:

- Jugo de limón (2 cucharadita)

- Sal (2 pizca)
- Huevos (2 grandes)
- Leche no láctea (0.35 taza)

Pasos para la preparación

1. Mezclar los ingredientes secos hasta que se combinen.
2. Batir los ingredientes húmedos (huevos, leche y jugo de limón).
3. Combina todo y espera a que se caliente la plancha para gofres (medio alto).
4. Rocíe la olla con una porción de aceite antiadherente.
5. Porcione 0.35 taza en cada pocillo y cierre. Cocine hasta que esté dorado.
6. Sirva con puré de bayas y jarabe para una explosión de sabor. Recuerde contar los carbohidratos adicionales.

Waffles De Chocolate Cetogénico

Ingredientes necesarios:

- Edulcorante granulado Swerve de elección (4 cucharadas o más, según se desee)
- Polvo de hornear (2 cucharadita)
- Vainilla (2 cucharaditas)
- Leche o crema con toda la grasa (4 cucharadas)
- Mantequilla derretida (2 barra)
- Huevos medianos (6 separados)
- Harina de coco (4 cucharadas)
- Cacao sin azúcar (0.35 tazas)

Pasos para la preparación:

1. En un recipiente, agregue las claras de huevo. Batir durante unos

minutos hasta que haya formado picos rígidos.
2. En otro recipiente, bata las yemas con el cacao, el edulcorante, la harina de coco y el polvo de hornear.
3. Derrita la mantequilla y agregue los demás ingredientes, mezclando bien hasta obtener una consistencia suave.
4. Vierta la leche y la vainilla. Revuelva bien.
5. Vierta con cucharadas las claras de huevo preparadas.
6. Vierta la mezcla en una waflera precalentada.
7. Prepare uno a la vez hasta que cada uno esté dorado. Continúe el proceso hasta que todo esté listo. ¡Y servir con una sonrisa!

Panqueques De Harina De Coco

Ingredientes necesarios:

- Huevos (4 o agregue otro si la masa es demasiado gruesa)
- Extracto de vainilla (0.6 cucharaditas)
- Harina de coco (0.35 taza)
- Polvo de hornear (0.6 cucharaditas)
- Mantequilla sin sal - derretida (0.35 taza)
- Crema agria o crema espesa (0.35 taza)
- Stevia (2 paquete)
- Sal (o.35 cucharaditas o más al gusto)

Pasos para la preparación:

1. Batir la mantequilla con la crema, los huevos, la sal, la Stevia y la vainilla.
2. En otro recipiente, bata la harina de coco con el polvo de hornear. Combínalo todo y déjalo reposar para espesar (35 a 45 minutos).
3. Prepare una sartén usando la temperatura media con un poco de aceite de cocina.
4. Mueva la masa colocando cucharadas en la sartén para hacer los panqueques (2 pulgadas de diámetro).
5. Use la espátula para aplanar la masa espesa para formar pasteles más delgados o más planos.

Panqueques De Calabaza - Harina De Almendras

Ingredientes necesarios:

- Sal (2 pizca)
- Polvo de hornear (0.6 cucharaditas)
- Calabaza enlatada (0.35 taza)
- Aceite (2 cucharadas)
- Leche de almendras - sin azúcar (0.35 taza)
- Eritritol (2 cucharada)
- Stevia glicerita (0.2 35 cucharaditas)
- Huevos (2)
- Harina de almendras (2 taza)
- Canela (2 cucharaditas)
- Jengibre molido (0.6 cucharaditas)
- Pimienta de Jamaica (0.35 cdta.)
- Dientes molidos (0.2 35 cucharaditas)

Pasos para la preparación

1. Tamice o bata la harina de almendras con las especias, el polvo de hornear y la sal.
2. Agregue el resto de los ingredientes hasta que estén bien mezcladas (omitiendo las claras de huevo). Batir las claras a un pico rígido, y luego viértala en la masa.
3. Deje caer cucharadas colmadas en la sartén.
4. Use la configuración de temperatura media; volteando cada panqueque una vez.

Panqueques De Calabacín Rápidos Con Carbohidratos

Ingredientes necesarios:

- Carbquik (0.35 taza)
- Polvo de hornear (0.6 cucharaditas)
- Cebolla en polvo y ajo en polvo (2 pizca cada uno)
- Pimienta y sal (2 pizcas cada una)
- Calabacín rallado (2 taza)
- Cebolla picada (2 cucharada)
- Huevos (2 ligeramente batidos)

Pasos para la preparación:

1. Calentar la sartén.
2. Combine todos los ingredientes y colóquelos con cucharadas en la sartén caliente.
3. Voltea cuando veas las burbujas y el primer lado esté dorado.

Bagels

Ingredientes necesarios:

- Clara de huevo - batida con un poco de agua (2)
- Polvo de hornear (2 cucharada)
- Sal (0.35 cucharaditas)
- Aceite sin sabor (2 cucharadita)
- Harina de almendras (2 .6 tazas)
- Queso mozzarella (2.6 tazas)
- Queso crema (4 oz.)
- Huevos (2)

Pasos para la preparación:

1. Ajuste la temperatura del horno a 450° Fahrenheit.

2. Prepare una bandeja para hornear con una capa de papel para hornear.
3. Mezcle la mozzarella y el queso crema en un recipiente apto para microondas y ajuste el temporizador durante un minuto. Ponga a un lado por ahora.
4. Tamice la sal, la harina de almendras y el polvo de hornear en recipiente para mezclar. Batir y agregar uno de los huevos.
5. Triture la mozzarella y mézclela con el queso crema.
6. A medida que el queso se enfría, puede volverse más difícil de mezclar. Puede meter la masa en el microondas durante 25 segundos para que sea más flexible.
7. Divida la masa en seis bolas. Introduce tu dedo en el centro y trabaja para formar la forma del bagel.

8. Arregle los panecillos en una bandeja para hornear.
9. Batir un huevo y cepillar suavemente la parte superior. Déjelo simple o agregue sus ingredientes favoritos.

Bagels Con Masa Fathead Y Harina De Coco

Ingredientes necesarios:

- Queso crema (2 oz.)
- Mantequilla derretida (2 cucharadas)
- Queso mozzarella rallado (2.6 tazas)
- Harina de coco (0.6 taza)
- Polvo de hornear sin aluminio (2 cucharadas)

Pasos para la preparación

1. Ajuste la temperatura del horno a 450° Fahrenheit.
2. Prepare una bandeja para hornear con una capa de papel para hornear de pergamino.
3. Tamice la harina de coco y el polvo de hornear en un tazón pequeño.
4. En el microondas, derrita la mozzarella y el queso crema (2 min.
5. Con alta potencia). Revuelva y cocine por otro minuto.
6. Mezcle la mantequilla, los huevos batidos y la mezcla de harina de coco para formar la masa.
7. Divida la masa en seis segmentos. Ruede y forme el bagel con las manos mojadas.
8. Arregle los bagels en la bandeja para hornear.

9. Hornee hasta que se dore ligeramente

Bagels De Pan Francés

Ingredientes necesarios:

- Extracto de arce (2 cucharadita)
- Stevia glicerita (6 -25 gotas o edulcorante Swerve (2 a 2 .6 cucharadas)
- Sal (0.6 cucharaditas)
- Harina de coco tamizada (0.6 taza)
- Goma de xantano o goma de guar (0.6 cucharaditas u opcional)
- Polvo de hornear (0.6 cucharaditas)
- Mantequilla derretida (0.4 4 taza)
- Huevos (6)
- Canela (2 cucharada)
- Extracto de vainilla sin azúcar (2 cucharaditas)

Pasos para la preparación:

1. Ajuste la temperatura del horno a 450° Fahrenheit.
2. Engrase ligeramente una rosquilla.
3. Mezcle los huevos con la canela, el extracto de vainilla, el extracto de arce, la Stevia, la sal y la mantequilla.
4. Batir la harina de coco con el polvo de hornear y la goma guar / xantana.
5. Combina todo.
6. Vierta en la sartén. Hornee por 35 minutos.

Bagels De Harina De Coco Y Ajo

Ingredientes necesarios:

- Huevos (6)
- Sal (0.6 cucharaditas)
- Ajo en polvo (2 .6 cucharaditas)
- Polvo de hornear (0.6 cucharaditas)
- Mantequilla derretida (0.4 4 taza)
- Harina de coco tamizada (0.6 taza)
- Goma guar o goma xantana: opcional (2 cucharaditas)

Pasos para la preparación

1. Ajuste el horno a 450° Fahrenheit.
2. Engrase ligeramente una bandeja para donas.
3. Mezcle los huevos, la mantequilla, la sal y el ajo en polvo.

4. Combine la harina de coco con levadura en polvo y goma guar o xantana.
5. Batir la mezcla de harina de coco en la masa hasta que no queden grumos.
6. Sacar la sartén. Hornee por 35 minutos.
7. Enfriar en una rejilla durante 25-35 minutos. Transfiera los bagels de la sartén para que se enfríen o sirva.

Bagels De Masa De Mozzarella

Ingredientes necesarios:

- Huevo (2 medio)
- Polvo de hornear (2 cucharadita)
- Sal (2 pizca)

- Queso mozzarella (2 .8 6 tazas)
- Harina de almendras (.8 6 taza)
- Queso crema (2 cucharadas - completo)

Pasos para la preparación:

1. Combine el queso mozzarella rallado con el queso crema y la harina de almendras en un recipiente apto para microondas. Cocine por un minuto.
2. Revuelva la mezcla y continúe usando la configuración alta por otros 45 segundos.
3. Batir el huevo, el polvo de hornear, la sal y cualquier otro saborizante.
4. Divida la masa en seis segmentos. Ruédela en bolas, en forma de cilindro.
5. Dobla los extremos para formar los panecillos.

6. Coloque los panecillos en una sartén de galletas y espolvoree con unas pocas semillas de sésamo.
7. Hornee a 460° Fahrenheit hasta que estén doradas (aproximadamente 35 min.).

Bagel De Cebolla Baja En Carbohidratos

Ingredientes necesarios:

- Polvo de hornear (.6 cucharaditas)
- Huevos (4 separados)
- Cebolla picada seca (2 cucharadita)
- Harina de linaza (4 cucharadas)
- Harina de coco (2 cucharadas)

Pasos para la preparación

1. Caliente el horno a 4 35 ° Fahrenheit.
2. Rocíe el molde para hornear con un poco de aceite de cocina.
3. Combine la harina de linaza con el polvo de hornear, la harina de coco y la cebolla.
4. Mezcle las claras de huevo hasta que estén espumosas con una batidora eléctrica.
5. Batir las yemas y combinar los ingredientes.
6. Deje que la masa repose durante unos cinco a diez minutos para espesar.
7. Vierta en el molde de rosquilla. Espolvorea con cebolla seca adicional a tu gusto.
8. Hornee por 45 minutos. Dejar enfriar en el horno.

Biscochos

Ingredientes necesarios:

- Sal marina (0.35 cucharaditas)
- Polvo de ornear (2 cucharaditas)
- Harina de almendra <u>blanqueada</u> finamente molida - no harina (2 taza)
- Huevo grande (2)
- Crema agria (0.35 taza)

Pasos para la preparación:

1. Ajuste la temperatura del horno con anticipación para alcanzar 480 ° Fahrenheit.
2. Prepare una bandeja para hornear con una capa de papel de hornear de pergamino.
3. Batir el huevo, la crema agria y la sal en un recipiente para mezclar.

4. Tamizar la harina de almendras con el polvo de hornear. Combina todos los ingredientes.
5. Coloque seis porciones de la mezcla de masa (usando aproximadamente 2 cucharadas por cada biscocho) en la bandeja para hornear preparada. No aplastes los montículos.
6. Hornee hasta que estén dorados o durante 2 4 a 2 8 minutos. Disfruta caliente.

Biscochos De Tocino Y Queso Cheddar

Ingredientes necesarios:

- Crema agria (0.6 taza)
- Grasa de tocino derretida (2 cucharada)
- Queso cheddar rallado (0.4 4 taza)
- Queso cheddar de tocino ahumado rallado (0.4 4 taza)
- Mantequilla derretida alimentada con pasto (4 cucharadas)
- Pastelería de Swerve o eritritol en polvo (0.6 cucharaditas)
- Harina de almendras (2 .6 tazas)
- Sal de ajo (2 cucharadita)
- Cebolla en polvo (2 cucharadita)
- Perejil seco (2 cucharada)
- Polvo de hornear (2 cucharada)
- Bicarbonato de sodio (0.6 cucharaditas)
- Tocino (4 rebanadas)
- Huevos (2)

Pasos para la preparación:

1. Ajuste la temperatura del horno por adelantado a 460° Fahrenheit.
2. Prepare una bandeja para hornear con una capa de papel para hornear.
3. Cocine y desmenuce el tocino.
4. Agregue el polvo de hornear, la harina de almendras, la cebolla en polvo, la sal de ajo y el bicarbonato de sodio en un recipiente para mezclar con un tenedor o batidor.
5. Combine los huevos con la mantequilla derretida, la grasa de tocino, el tocino, el perejil y la crema agria.
6. Vierte el queso y mezcla todo.
7. Coloque la mezcla de biscocho en la bandeja preparada.
8. Hornee de 35 a 40 minutos.

Biscochos Cheddar Bay

Ingredientes necesarios:

- Ajo en polvo o ajo granulado (0.6 cucharaditas)
- Queso cheddar fuerte (4 oz. Rallado)
- Huevo grande (2)
- Crema agria (0.35 taza)
- Mantequilla sin sal - derretida (2 cucharadas)
- Harina de almendras finamente molida / tamizada (0.8 6 taza)
- Hojuelas de perejil seco (2 cucharada)
- Polvo de hornear (2 .6 cucharaditas)
- Sal fina (0.6 cucharaditas)

Pasos para la preparación:

1. Coloque la rejilla del horno más central en su lugar.
2. Caliente el horno para alcanzar 450° Fahrenheit.

3. Batir la harina de almendras con el polvo de hornear, el perejil seco, la sal y el ajo en polvo.
4. Agregue el queso rallado, mezclando bien.
5. Agregue la crema agria, el huevo y la mantequilla derretida, mezclando bien.
6. Divida la mezcla de la masa en seis porciones y colóquela en un molde forrado de media hoja.
7. Hornee hasta que estén doradas o durante 25 a 2 4 minutos.
8. Deje enfriar durante varios minutos (2-4) antes de servir. Servir tibio.

Biscochos Sueltos

Ingredientes necesarios:

- Queso cheddar rallado (0.6 taza)
- Pastelería Swerve (2 cucharadita.
- Polvo de hornear (2 cucharada)
- Bicarbonato de sodio (0.6 cucharaditas)
- Sal (2 pizca)
- Harina de almendras (2 .6 tazas)
- Huevos (2 enteros)
- Crema agria (0.6 taza)
- Mantequilla derretida (4 cucharadas)

Pasos para la preparación:

1. Caliente el horno para alcanzar 46 0 ° Fahrenheit. Prepare un molde para magdalenas con revestimientos. Rocíe con un poco de aceite en spray para asegurarse de que no se peguen.

2. Use una batidora de mano o una licuadora para combinar la harina de almendras con la sal, el polvo de hornear y el bicarbonato de sodio.
3. Batir los huevos con el vinagre, la crema agria y la mantequilla derretida.
4. Combine todos los ingredientes.
5. Coloque la mezcla de masa preparada en la bandeja para hornear.
6. Hornee por 25 a 30 minutos.

Biscochos Escamosos

Ingredientes necesarios:

- Harina de coco (6 cucharadas)
- Aislado de proteína de suero (0.6 taza)
- Polvo de hornear (4 cucharaditas)
- Crema de tártaro (2 cucharaditas)
- Goma de xantano (2 cucharaditas)
- Bicarbonato de sodio (2 cucharaditas)
- Sal kosher (0.6 cucharaditas)
- Manteca orgánica (4 cucharadas)
- Huevos (2)
- Crema agria (2 taza)
- Vinagre de manzana (2 cucharadas)
- Agua (4 cucharadas)
- Harina de almendras (2 tazas)
- Harina de linaza dorada finamente molida (2 .35 tazas)

Pasos de preparación:

1. Coloque la mantequilla en el congelador durante una hora antes de comenzar. Rállela y regrésela al congelador mientras prepara los ingredientes restantes.
2. Combine los huevos con la crema agria, el agua y el vinagre de manzana en un recipiente mediano para mezclar. Batir durante uno o dos minutos hasta que esté completamente incorporado. Déjelo a un lado por ahora.
3. Tamice la harina de almendras con la harina de linaza, proteína de suero, harina de coco, levadura en polvo, crema de tártaro, bicarbonato de sodio, goma de xantano y sal kosher en un tazón grande. Batir hasta que se hayan eliminado todos los grumos y se hayan combinado completamente.

4. Agregue la mitad de la mantequilla rallada a la mezcla de harina. Distribuirlo rápidamente en tus manos.
5. Vierta las mezclas de huevo y crema, mezclando con una espátula hasta que se incorporen. Refrigera la masa por 35 minutos.
6. Mientras tanto, caliente el horno a 46 0 ° Fahrenheit (6 00 ° Fahrenheit si usa un horno de convección). Forre una bandeja para hornear con una capa de papel de hornear de pergamino.
7. Enharina la superficie de trabajo con harina de coco y saque la masa reposada. Dale palmaditas con las manos en forma rectangular.
8. Espolvoree 2 /6 de la mantequilla restante en el centro y vierta sobre uno de los bordes. Espolvorea otro 2 /6 de la mantequilla sobre el

borde recién vertido y vierta nuevamente en el lado restante.
9. Use un cuchillo para ayudar a levantar la masa si se pega a la superficie. Gira la masa en sentido antihorario y dale palmaditas en un rectángulo una vez más. Repita el proceso dos veces más y junte la masa hasta 2 pulgada de altura.

Biscochos Cetogénicos Sg - Bajos En Carbohidratos

Ingredientes necesarios:

- Ajo en polvo (0.6 cucharaditas)
- Huevos (2 grandes)
- Crema agria (0.6 taza)
- Derretido - mantequilla sin sal (4 cucharadas)
- Queso cheddar rallado (0.6 taza)
- Harina de almendras súper fina (2 .6 tazas)
- Sal (0.35 cucharaditas)
- Cebolla en polvo (0.6 cucharaditas)
- Polvo de hornear (2 cucharada)

Pasos para la preparación:

1. Caliente el horno para alcanzar 46 0 ° Fahrenheit.
2. Engrase ligeramente un molde para magdalenas.

3. Batir o tamizar la harina de almendras, el polvo de hornear, el ajo en polvo, la cebolla en polvo y la sal.
4. En un recipiente separado, combine la crema agria, los huevos y la mantequilla. Batir hasta que quede suave. Combina todo y bate bien. Agregue el queso.
5. Usando una espátula / cuchara, saque 0.35 tazas de la masa y colóquelas en el molde.
6. Hornee los biscochos durante 20 a 25 minutos. Dejar enfriar un poco y servir.

Biscochos De Crema Agria

Ingredientes necesarios:

- Sal (0.6 cucharaditas)
- Crema agria (0.6 taza)
- Huevo (2)
- Mantequilla derretida (2 cucharadas)
- Crema (2 cucharadas)
- Agua (2 cucharadas o más según sea necesario)
- Harina de almendras (2 .6 tazas)
- Harina de coco (0.4 4 taza)
- Semillas de cáñamo (2 cucharadas)
- Polvo de hornear (2 cucharaditas)
- Swerve (2 cucharadita)
- Bicarbonato de sodio (0.6 cucharaditas)

Pasos para la preparación:

1. Caliente el horno para alcanzar 46 0 ° Fahrenheit.
2. Si está usando una sartén de hierro, deje que se caliente también.
3. Batir las semillas de cáñamo, la harina de almendras, el polvo de hornear, la harina de coco, el bicarbonato de sodio, la sal y el edulcorante.
4. Batir el huevo, la crema agria, la mantequilla derretida, la crema y el agua.
5. Combine todos los ingredientes con movimientos suaves. Déjelo a un lado por ahora.
6. Vierta la grasa de mantequilla / tocino en la sartén caliente. Agregue los biscochos a la sartén y devuelva la sartén al horno.
7. Hornee por 4 a 35 minutos.

8. Traslado a la encimera. Enfríe por 25 minutos antes de comer.
9. Sirva tibio con mantequilla o la cubierta favorita baja en carbohidratos.

Biscochos De Calabacín Con Queso

Ingredientes necesarios:

- Queso parmesano rallado (0.35 taza)
- Queso cheddar rallado (0.8 6 taza)
- Sal (0.35 cucharaditas)
- Pimienta (2 pizca)
- Calabacín rallado (2)
- Huevos ligeramente batidos (2)
- Harina de almendras (2 taza)
- Harina de coco (0.35 taza)

Pasos para la preparación:

1. Caliente el horno para alcanzar 460° Fahrenheit.
2. Prepare una bandeja para hornear con una capa de papel pergamino.
3. Mezcle cada uno de los ingredientes en un recipiente de mezcla.
4. Forme la masa en 2 6 bolas. Acomodar en la sartén y hornear hasta que se dore o durante 2 4 a 25 minutos.
5. Dejar enfriar sobre una rejilla.

Impresionantes Palitos De Pan Italianos

Ingredientes necesarios:

- Albahaca seca (0.6 cucharaditas)
- Queso mozzarella rallado (2.6 tazas)
- Queso crema (4 oz.)
- Huevos (2)
- Queso parmesano rallado (2 cucharadas)
- Dientes de ajo (2)
- Aceite sin sabor: según sea necesario para la preparación
- Aceite de oliva para cepillar las puntas.
- Harina de almendras (2 .6 tazas)

- Polvo de cáscara de plántago (2 cucharada)
- Polvo de hornear (2 cucharaditas)
- Levadura nutricional (2 cucharada)
- Sal de ajo (2 cucharadita)
- Perejil seco (2 cucharaditas)

Pasos para la preparación:

1. Caliente el horno antes del tiempo de cocción para alcanzar 450° Fahrenheit.
2. Prepare los dientes de ajo con una prensa.
3. Coloque la mozzarella y el queso crema en un recipiente apto para microondas. Cocine por un minuto.
4. Agregue y mezcle la harina de almendras, la levadura nutricional, la cáscara de plántago en polvo, el orégano, el perejil, la albahaca, la sal de ajo y el polvo de hornear en un recipiente aparte.
5. Agregue los huevos con la mozzarella, el ajo fresco y el queso crema.
6. Combine y agregue el parmesano, luego agregue las fijaciones secas.

7. Divida la masa en ocho pedazos. Forme troncos y divídalos en dieciséis palitos de pan en total.
8. Colóquelos en una capa de papel de horno.
9. Hornee por 4 minutos en la rejilla superior del horno. Gire la sartén a la mitad del ciclo de cocción.

La Mejor Pizza De Harina De Almendras

Ingredientes necesarios:

- Orégano (0.6 cucharaditas)
- Albahaca (0.6 cucharaditas)
- Ajo en polvo (0.6 cucharaditas)
- Huevos grandes (2)
- Agua (2 cucharadas o más si es necesario)
- Aceite de oliva (2 cucharada)

- Harina de almendras (2 .6 tazas)
- Queso parmesano rallado (0.6 taza)
- Harina de lino o cáscaras enteras de plántago (2 cucharada)
- Polvo de hornear (0.6 cucharaditas)

Pasos para la preparación

1. Ajuste la temperatura del horno a 4 8 6 ° Fahrenheit.
2. Batir la harina de almendras con queso parmesano, albahaca, orégano, polvo de hornear de plántago y ajo en polvo.
3. En otro plato, bata el aceite con el agua y los huevos. Vierta la mezcla en los componentes secos, agregando más agua si es necesario.
4. Forme la masa en una bola. Prepare entre dos capas de papel de hornear pergamino. Estirar y

transferir a una bandeja de pizza. Deseche el papel superior.
5. Hornee hasta que la corteza se dore o unos 20-35 minutos. Enfriar durante unos 35 minutos.
6. Voltee la corteza en la sartén. Desechar el papel. Agregue la salsa de pizza y los ingredientes seleccionados.
7. Hornee debajo de la parrilla del horno para derretir el queso y los ingredientes a su gusto.

Masa De Pizza De Coliflor

Ingredientes necesarios:

- Queso mozzarella rallado (2 taza)
- Opcional: Especias- ej. Perejil, orégano o hinojo
- Coliflor rizada - cocida (2 taza)
- Huevo (2)

Pasos para la preparación:

1. Caliente el horno a 46 0 ° Fahrenheit.
2. Rocíe una sartén para hornear con una porción de aceite en aerosol para cocinar.
3. Mezcle la coliflor con la mozzarella y el huevo.
4. Presione en la sartén.
5. Espolvorear con las especias y / o ajo en polvo.

6. Hornee por 4 a 35 minutos. Vierta la salsa, los ingredientes y el queso.
7. Use la hornilla para asar y coloque la pizza en la parrilla hasta que el queso se derrita.
8. Puede congelar la masas de pizza después de la cocción inicial y usarlas más tarde.

Masa De Pizza De Harina De Coco

Ingredientes necesarios:

- Ajo en polvo (2 cucharadita)
- Crema de tártaro (0.35 cucharaditas)
- Perejil (2 cucharadita)
- Sal (0.35 cucharaditas)
- Mezcla de condimentos italianos (2 cucharadita)
- Queso mozzarella (0.8 6 taza)
- Harina de coco (0.4 4 taza)
- Queso parmesano (o.35 taza)
- Harina de linaza, plántago, o harina de almendras (2 cucharadas).
- Aceite de oliva (2-4 cucharadas)
- Huevos grandes (4)

Pasos para la preparación:

1. Caliente el horno a 4 8 6 º Fahrenheit.
2. Coloque todos los ingredientes en un procesador de alimentos, excepto el queso mozzarella.
3. Agregue el queso mozzarella y revuelva en una bandeja para hornear engrasada o en una bandeja de línea con una estera de silicona antiadherente.
4. Hornee hasta que se dore o durante unos 25 a 35 minutos.
5. Cortar en tiras para palitos de pan.
6. Para pizza, vierta la salsa y los ingredientes.
7. Hornee a 4 6 0º Fahrenheit durante unos 4 minutos.

Masa Para Pizza Cetogénica - Sin Huevo Y Sin Gluten

Ingredientes necesarios:

- Harina de almendras (0.4 4 taza)
- Ajo en polvo (0.6 cucharaditas)
- Sal (0.6 cucharaditas)
- Cáscaras de plántago enteras o molidas (2 cucharadas)

- Rebanadas de queso mozzarella con toda la grasa (8 oz.)
- Queso parmesano rallado (2 cucharadas)
- Queso crema con toda la grasa (2 cucharadas)

Pasos de preparación

1. Pique finamente y coloque la mozzarella en un recipiente apto para microondas. Cocine hasta que

se derrita. (Esto tomó alrededor de 2 ,6 minutos).
2. Deje que el queso se enfríe un poco. Mezclar con el queso crema, harina de almendras, queso parmesano, ajo en polvo y sal. (Amasar con las manos).
3. Agregue el plántago y forme la masa en una bola y luego extiéndala tan plana como pueda sobre papel pergamino, piedra para pizza o una estera de silicona.
4. Forme la masa según sea necesario y hornee a 450 º Fahrenheit durante unos 2 6 -25 minutos.
5. Voltee la corteza y hornee por unos 6 minutos más hasta que se dore.
6. Agregue la salsa, el queso y otros ingredientes. Hornee por unos cinco minutos más.

Pizza Cetogénica De Bolsillo

Ingredientes necesarios:

- Queso mozzarella rallado previamente (2.8 6 tazas)
- Harina de almendras (0.8 6 taza)
- Queso crema con toda la grasa (2 cucharadas)
- Huevo (2 medio)
- Sal (2 pizca o al gusto)

Pasos para la preparación:

1. Mezcle el queso rallado, el queso crema y la harina de almendras en un recipiente apto para microondas. Y cocínelo con durante un minuto.
2. Revuelva y continúe cocinando a temperatura alta durante otros 45 segundos.

3. Batir el huevo y la sal y mezclar suavemente con el resto de los ingredientes.
4. Enrolle la masa entre dos hojas de papel para hornear. (No enrolle tan delgado como una masa de pizza, para que pueda contener los rellenos).
5. Deseche el papel de hornear superior. Corta la masa en cuadrados (del mismo tamaño que tu tostadora).
6. Coloque un cuadrado en la parte inferior de la tostadora, agregue su elección de rellenos.
7. Coloque otro cuadrado de masa en la parte superior y presione la tapa de la tostadora hacia abajo.
8. Cocine hasta que estén doradas o aproximadamente de tres a cinco minutos.

Masa De Pizza De Coliflor Baja En Carbohidratos

Ingredientes necesarios:

- Queso mozzarella rallado (2 taza)
- Especias - opcional - ej. Perejil, hinojo, orégano, etc.
- Coliflor rizada - cocida (2 taza)
- Huevo (2)

Pasos para la preparación

1. Ajuste la temperatura del horno a 46 0° Fahrenheit.
2. Rocíe una fuente de pizza con un poco de aceite en aerosol.
3. Mezcle la coliflor, el huevo y la mozzarella. Presione sobre el plato de tarta. Espolvorear con las especias y hornear durante 4 a 35

minutos. Retire y agregue la salsa, el queso y los ingredientes.
4. Coloque la pizza debajo del asador de alta temperatura para derretir el queso.

Corteza De Pizza Para Estufa

Ingredientes necesarios:

- Sal kosher (0.35 cucharaditas)
- Vinagre de manzana (2 cucharaditas)
- Huevo (2 ligeramente batido)
- Agua (6 cucharaditas o según sea necesario)
- Harina de almendras (2 taza)
- Harina de coco (4 cucharadas)
- Goma de xantano (2 cucharaditas)
- Polvo de hornear (2 cucharadita)

Pasos para la preparación:

1. Mida y agregue la goma de xantano, la harina de almendras, el polvo de hornear, la harina de coco y la sal a un procesador de alimentos. Pulse bien para combinar completamente.
2. Con el procesador en funcionamiento, agregue el vinagre, el huevo y el agua. Agregue lo suficiente para que se una en una bola.
3. Envuelva la masa en una envoltura de plástico y amase a través del plástico durante uno o dos minutos. Permita que la masa descanse durante 25 minutos a temperatura ambiente y durante un máximo de cinco días en la nevera.
4. Si cocina en la estufa, caliente la sartén usando la temperatura media-alta mientras descansa la

masa. Para el horno; calienta la bandeja para hornear, la piedra para pizza o la sartén para alcanzar 480 ° Fahrenheit.

5. Extienda la masa entre dos hojas de papel pergamino. Doblar sobre los bordes.
6. Prepare la masa de pizza en la sartén precalentada, con la parte superior hacia abajo primero, hasta que se ampollen (aproximadamente 2 minutos).
7. Reduzca el calor a medio bajo. Voltee la masa de pizza y agregue los ingredientes que prefiera. Cubrir con una tapa.
8. Cuando esté listo, sirva de inmediato para obtener los mejores resultados.
9. Puede guardar la masa en el refrigerador por aproximadamente cinco días.

Pasteles De Pizza

Ingredientes necesarios:

- Tocino (4 rebanadas - cortadas en cubitos)
- Champiñones (0.8 lb. - en cuartos)
- Crema espesa (.6 taza)
- Queso azul / queso favorito (4 .6 oz.)
- Huevos (4 medianos - ligeramente batidos)
- También se necesita: pastel de 10 .6 pulgadas / plato de flan
- Harina de almendras súper fina - ej. Molino rojo de Bob (2 .6 tazas)
- Huevo (2)
- Harina de coco (2 cucharada)
- Sal y pimienta (2 pizca)
- Relleno de tarta de champiñones con tocino y queso azul
- Mantequilla - para freír (2 cucharadas)
- Dientes de ajo (2 triturados)

Pasos para la preparación:

1. Combine todos los ingredientes con un tenedor. Engrasa la sartén con un poco de aceite en aerosol.
2. Coloque la masa de tarta sobre el plato preparado con una capa de papel de hornear de pergamino encima y alise la masa de tarta. Retire el papel de hornear superior.
3. Haga agujeros sobre la base con un tenedor para que se dore uniformemente y para ayudar a evitar que la base se eleve con una burbuja.
4. Hornee a 4 6 0º Fahrenheit durante 35 minutos. Colóquela en la encimera para que se enfríe un poco.
5. Prepare el relleno. Calienta la mantequilla en una sartén. Fríe suavemente el tocino, el ajo y los

champiñones hasta que estén suaves y el agua se haya evaporado.
6. Retirar del fuego para enfriar.
7. En un tazón, combine los huevos ligeramente batidos, la crema espesa y el queso azul. Verter sobre la mezcla sobre la masa de tarta.
8. Coloque la mezcla de tocino, ajo y champiñones de manera uniforme en la mezcla de huevo.
9. Hornee a 4 6 0º Fahrenheit durante 35 a 40 minutos hasta que esté cocido en el centro, pero no cocine demasiado.

www.ingramcontent.com/pod-product-compliance
Lightning Source LLC
LaVergne TN
LVHW011954070526
838202LV00054B/4920